OBSERVATIONS SUR LA NATURE ET LES PROPRIETÉS DES EAUX THERMALES DE TERCIS.

Par M. DUFAU, Docteur en Medecine ; Conseiller Medecin ordinaire du Roi à d'Acqs, correspondant de l'Academie de Bordeaux.

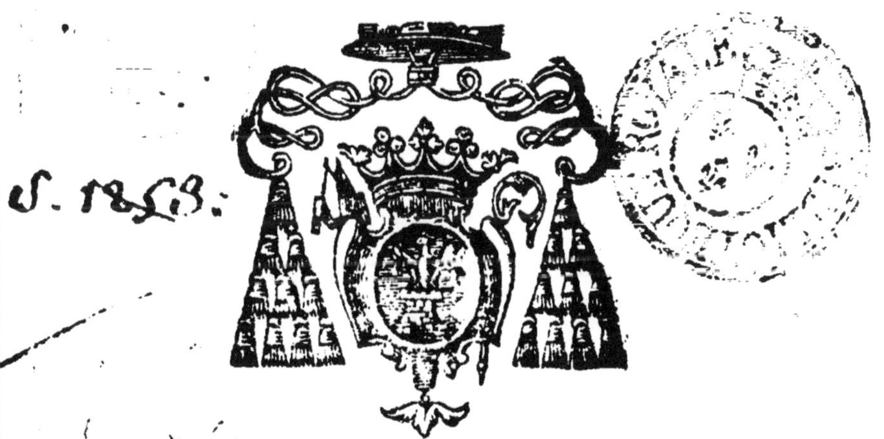

A D'ACQS.
De l'Imprimerie de ROGE' LECLERCQ.
M. DCC. XXXX VII.

A MONSEIGNEUR, de SUAREZ D'AULAN, Evêque d'Acqs, Conſeiller du Roi en tous ſes Conſeils, &c.

MONSEIGNEUR,

Lorſque j'implore la protection de votre GRANDEUR *en faveur de cet Ouvrage, je fonde principalement ma confiance ſur la part que vous avez à ſa naiſſance. Vous aviez déjà remarqué avec quelque reſſentiment, MONSEIGNEUR, lorſque j'arrivai dans cette Ville, le ſilence perpetuel de nos Auteurs ſur les Eaux ſalutaires qui coulent avec tant d'abondance dans votre*

Diocese ; & vous eutes la bonté de m'encourager à rendre à la Patrie le service de lui faire connoître le prix de ces Tresors. Ces observations sont donc en quelque sorte les Vôtres, MONSEIGNEUR, & j'ai lieu d'esperer que vous voudrez bien vous interesser à leur succès.

L'Usage, MONSEIGNEUR, m'autoriseroit à faire ici l'éloge de votre GRANDEUR ; *mais je sçai trop combien ce sujet, qui d'ailleurs seroit peu de votre goût, est au-dessus de mes forces ; ainsi ne pouvant rien ajoûter à votre Gloire, je me contiendrai dans les bornes du respect & l'admiration que j'ai pour vos Vertus. J'ajoûterai seulement des Vœux sinceres pour la conservation d'une santé d'autant plus precieuse à tous les bons Citoyens, qu'elle ne s'est un peu derangée que par la multitude des soins, & l'excès de votre amour pour Nous.*

J'ai l'honneur d'être avec un très-profond Respect.

MONSEIGNEUR,

DE VOTRE GRANDEUR,

Le très-humble & très-obéïssant Serviteur.
DUFAU.

AVERTISSEMENT.

C'Est pour m'acquitter en quelque sorte envers le Public des engagemens que je contractai au commencement de l'année derniere, dans mon Essai sur les Eaux Thermales de Dax, que je lui donne aujourd'hui ces observations sur celles de Tercis ; elles sont le fruit des recherches & des experiences de plusieurs Années ; la Nature des principes, qui entrent dans leur composition y est exposée avec toute l'exactitude & la fidelité possible ; & les proprietés admirables qu'elles possedent n'y sont point exagerées : elles sont d'ailleurs autorisées par l'Academie de Bordeaux qui a bien voulu les honorer de son aprobation, ce qui semble leur promettre un accueil favorable.

Je n'aurois pas donné plus d'étenduë à cet Avertissement, si je ne me trouvois dans la necessité de prevenir le Lecteur, contre les impressions desavantageuses que M. Bordeu fils s'efforce de donner de ces Eaux & de celles de Dax, dans un Ouvrage, qui vient de me tomber en main ; il y parle des Eaux de Dax, fort succintement à la verité, mais en des termes qui marquent un dessein premedité de les decrediter. *C'est un traitement assez violent que celui d'Acqs ; il faut etre d'une bien bonne constitution, pour y resister sur-tout si l'on est obligé de plonger une grande partie du Corps*, dit-il, Page 131. dans la vûë sans doute d'en faire aprehender l'usage ; car il n'est pas possible qu'il ait ignoré, s'il a bien voulu s'en instruire, que les Eaux de Dax sont de toutes les Thermales, peut-être du Royaume, les moins chargées de mineraux, & par consequent les plus temperées ; les Bouës même sont un Remede si peu violent, qu'on l'aplique aux personnes de tout Sexe, de toute constitutions de tout âge. D'un autre côté, il fait gratuitement aux Eaux de Dax l'honneur de les debiter pour ferrugineuses. On aura pu voir dans l'Essai que j'ai déja cité, combien cet Auteur est mal instruit, & de leur nature, & de leurs proprietés.

Il n'est pas plus favorable à celles de Tercis : quoiqu'il leur attribuë avec aussi peu de fondement une qualité ferrugineuse, & un Sel comme vitriolé ; il tâche également de prevenir ses Lecteurs contre ces Eaux, en disant Page 131. *qu'on en prescrit interieurement le moins qu'il est possible*, & Page 149. *telles sont les Eaux de Tercis, dont il est toûjours bon de se dispenser autant qu'il est possible.* On se convaincra suffisamment par la lecture de cet Ouvrage de l'injustice de ces imputations. Cet Auteur eut eu, ce semble, un champ assez vaste dans les Eaux minerales du Bearn ; & il eût fait un usage plus utile de son loisir, si, au lieu de parler de tant d'autres sur la foi de Gens peu connoisseurs, ou pour se donner la vaine satisfaction de les decrier, il se fut uniquement occupé à multiplier ses recherches & ses experiences sur les Eaux salutaires qui coulent dans son Païs, & à marquer les divers procedés qu'il auroit pû employer pour reconnoître & constater la nature de leurs principes, & leurs differentes proprietés. Nous avons néanmoins des loüanges à donner au zèle & aux talens de ce jeune Medecin, & nous pouvons augurer raisonnablement, que, moderant avec le tems l'excès de son courage, il se rendra, de plus en plus, utile à la Medecine & à la Patrie.

APPROBATION
de l'Academie de Bordeaux.

SI vous ne vous lassez pas, Monsieur, de faire part de vos Ouvrages à l'Academie, elle ne se lassera jamais de les lire. Ils sont les dignes Enfans d'un observateur attentif, d'un Phisicien profond, & d'un Medecin éclairé. Je vous repete ce que j'ai entendu dire dans les deux Conferences, où l'on a lu votre Memoire sur les Eaux Thermales de Tercis. C'est un Traité complet aussi agréable qu'il est instructifs, de la nature de ces Eaux, & du salutaire usage qu'on en peut faire. Les éloges qu'il vous a attirez, vous repondent de l'aprobation de l'Academie & de sa reconnoissance.

Pour Moi, Monsieur, j'ai des graces infinies à vous rendre de l'honneur que vous m'avez fait, de faire passer par mes Mains un Ouvrage si digne d'être aplaudi des connoisseurs, & de tous les bons Citoïens. Que ne puis-je vous faire connoître toute l'étenduë des sentimens d'estime & de respect avec lesquels je suis, &c.

SARRAU, Secretaire des Arts
de l'Academie de Bordeaux.

A Bordeaux, le 10. *May* 1747.

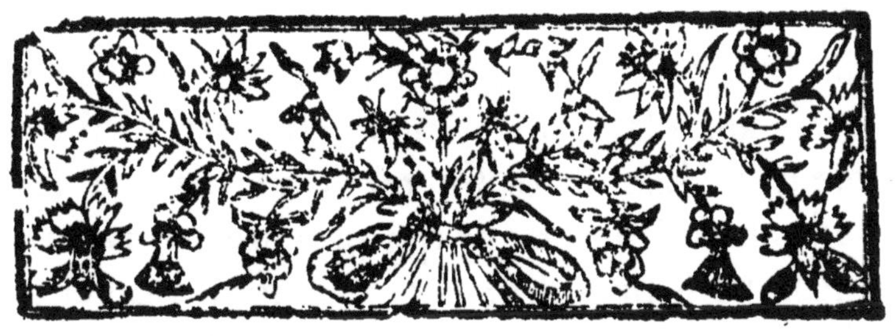

OBSERVATIONS
Sur les Eaux de Tercis.

I.

LES Eaux de Tercis tirent leur nom du Village qui les produit ; ce Village eſt ſitué ſur le Confluent du Fleuve Adour, & d'une petite Riviere appellée Leüi, à une lieuë de Dax, & à ſix de Bayonne. Le terrein d'où elles coulent eſt ſabloneux, mais aſſez fertile.

Il y a deux Sources, dont les qualités ſont preciſement les mêmes, ce qui donne lieu de penſer qu'elles ont toutes deux la même origine, & qu'elles ſe ſont ſeparées à quelque diſtance de l'endroit où elles s'offrent à nos beſoins. Mais cette ſeparation, dont nous devons ſçavoir bon gré à l'Auteur de la nature, a cela d'utile que, par ce moyen, l'une de ces Sources eſt ſeulement employée pour les Bains, & autres uſages exterieurs ; & la ſeconde eſt uniquement deſtinée à l'uſage interieur.

Ces deux Sources ſont fort abondantes, & les plus grandes ſechereſſes n'y ont jamais cauſé la plus petite diminution : La premiere, qui eſt ſpecialement conſacrée aux uſages exterieurs, eſt ſur-tout ſi conſiderable que l'Eau du Baſſin où l'on ſe baigne ſe renouvelle en un inſtant ; ce qui procure cet avantage, que deux perſonnes differenres, à moins qu'elles ne veuillent ſe baigner enſemble, ne trempent jamais dans la même Eau.

Cette Fontaine eſt parfaitement bien munie contre toutes les injures du temps ; un Mur quarré & une bonne Voute en forment l'enceinte, où l'on trouve d'abord un petit Veſtibule fort commode pour y quitter les habillemens, & d'où l'on deſcend par un Eſcalier de 5. ou 6. marches dans le Bain.

II.

Un Bâtiment aſſez vaſte ſe trouve immediatement devant le Veſtibule du Bain, avec lequel il communique même par le moyen d'un Eſcalier bien couvert, de façon qu'un chacun peut aller & revenir de ce Logement au Bain, ſans s'expoſer aux inſultes de l'air exterieur. Ce Bâtiment a été conſtruit pour l'uſage des Malades qui vont tous les Ans en foule chercher un ſecours aſſûré dans ces ſources ſalutaires; & il fût ſur-tout rendu plus commode, vers le commencement de ce Siécle, en faveur de la Reine Doüairiere d'Eſpagne, qui, dans la même vûë, honora ces Lieux de ſa preſence, & y trouva pareillement un remede efficace.

Il ſeroit inutile de s'arrêter à faire ſentir tous les avantages d'une ſituation auſſi heureuſe : tout le monde ſçait combien il eſt important de n'être pas exposé au vent, à la pluye, & aux autres injures de l'air au ſortir d'un Bain, où l'on eſt tout en ſueur, où les liqueurs qui circulent dans l'habitude du Corps ſe trouvent conſiderablement rarefiées, & les Pores de la peau extrêmement ouverts; puiſque le moindre froid dans cette circonſtance délicate ſeroit capable, en ſuprimant ſubitement la ſueur, & reſſerrant les Pores cutanés, d'occaſionner des accidents funeſtes.

Ce logement n'eſt pas cependant à beaucoup près auſſi vaſte qu'il le fut autrefois; & l'on voit encore, tout auprès, des debris & des vieux Murs, qui ſont les reſtes d'un ancien Bâtiment(*a*); auſſi n'eſt-il pas capable de contenir le nombre des malades qui de toutes parts abordent à ces Eaux dans les ſaiſons: & l'on a été dans l'obligation d'en conſtruire d'autres aux environs, qui, quoique moins favorablement ſitués, ſont néanmoins aſſez près du Bain, pour que les perſonnes qui en ſortent puiſſent à la faveur d'un peu de précaution, éviter tous les inconveniens qui pourroient naître d'un plus grand éloignement. D'ailleurs ces logements ſont toûjours aſſez commodes pour les perſonnes qui doivent ſeulement boire les Eaux, auſquelles il doit être fort indifferend d'être plus près.

III.

La ſeconde ſource, qui ne ſert qu'à l'uſage interieur, eſt également entourée d'un Mur quarré & vouté, il y a vingt ans ou environ que l'Eau couloit au dehors par un Tuyau, d'où ceux qui en faiſoient uſage la recevoient plus propre, plus pure & plus effi-

(*a*) C'étoit, dit-on, un Hôpital.

cace. Aujourd'huy que, par la negligence des proprietaires, (a) les fondemens du Bassin qui la formoit se trouvant ruinés, l'Eau s'écoule par dessous, on est obligé de la puiser dans une petite Cuve qu'on a placé dans un creux au milieu du Bassin, qui pour cela demeure ouvert, mal propre, & exposé non seulement à l'air, mais encore aux immondices qui viennent du dehors; & au mélange de l'Eau d'un petit Ruisseau qui coule tout auprès, & qui s'insinuë aisément à travers les fondemens ruinés, dans cette Source, qui se trouve à la moindre pluïe au-dessous de son niveau : ce qui est d'autant plus déplorable que ces Eaux prises intérieurement, quand elles sont pures, ont des proprietez admirables ; comme on le verra dans le cours de cet Ouvrage.

I V.

Les Eaux de Tercis sont du Genre des Eaux Thermales. Le degré de leur chaleur est si temperé, que les personnes qui s'y baignent, y demeurent tout le tems necessaire avec une espece de délice. Les Medecins experimentés dans ces sortes de matieres, comprendront aisément l'importance de cet avantage : En effet qui ne sçait combien un Bain trop chaud peut occasionner de desordres, (b) sur-tout dans les sujets d'une complexion sensible, délicate & facile à émouvoir. La chaleur excessive augmente trop subitement le mouve-

(a) L'auteur n'a pas discontinué d'en solliciter la reparation, par le desir qu'il a de procurer cet avantage au Public, & il ne negligera rien pour y parvenir.

(b) Voy. Fr. Hoffman de thermis Carolinis. Et Floyer. de abusu Baln. Calidor.

ment du Sang, & le rarefie excessivement ; elle remuë les humeurs vicieuses, s'il y en a, & les engage violemment dans les vaisseaux, où elles sont exaltées & renduës plus nuisibles. Delà naissent souvent des foiblesses des défaillances, ou bien des fluxions à la tête, à la poitrine, des hemorragies, des suppressions d'évacuations naturelles & periodiques, & mille autres incommodités très-dangereuses, que la chaleur moderée des Bains de Tercis ne sçauroit jamais occasionner.

V.

Les principes qui entrent dans la composition de ces Eaux ne sont pas moins temperés que la chaleur. L'Eau elle-même, qui dans toutes les Eaux Minerales est toûjours le principal agent, se trouve dans celles-ci extrêmément pure. On sçait que l'Eau qui fait la base des Eaux Thermales est communement fort fine & fort legere ; mais on sçait aussi qu'elle est souvent chargée d'une partie terreuse, calcarée ou cretacée, qu'elle prend dans les differens terrains qu'elle traverse, ce qui doit la rendre moins propre à penetrer les parties, à les humecter & à les ramolir ; celle de Tercis n'en contient pas la plus petite partie, comme je m'en suis convaincu par l'évaporation, ayant remarqué, par cette operation, qu'elle ne donnoit pas plus de sediment terreux que l'Eau de pluïe. Ce qui fait qu'elle est plus pure, plus fine, plus pénétrante, par consequent & plus delaïante que ne le sont généralement les Eaux Thermales.

Une autre experience confirme encore d'une maniere bien certaine l'extrême pureté de ces Eaux, les

Eaux, ſoit Minerales, ſoit communes, pour peu qu'elles contiennent de terre abſorbante, calcarée, cretacée, platreuſe, &c. blanchiſſent, ſe troublent, & depoſent enfin cette partie terreuſe au fond des vaſes, dès qu'on y verſe de l'Huile de Tartre par défaillance: j'ay melé cette Liqueur Alkaline aux Eaux de Tercis, ſans que pour cela elles aïent donné aucune ſorte de precipité, ni qu'elles aïent rien perdu de leur beauté & de leurs tranſparence : preuve bien convaincante qu'elles ſont parfaitement dépurées de toute terreſtreité.

Les Eaux qui charient du Sel marin preſentent ordinairement les mêmes Phenomenes par le mélange de la même Huile de Tartre, quoiqu'à la verité d'une maniere moins ſenſible. Cependant les Eaux de Tercis renferment dans leur ſein une partie de ce Sel, comme nous le verrons dans la ſuite, & néanmoins cette Liqueur n'y cauſe aucun changement ; ce qui prouve encore que le Sel qui entre dans leur compoſition n'eſt pas moins bien purifié, que l'Eau qui en fait la Baſe. Il eſt vrai que ces Eaux ont encore une partie de Sel Alkali, qui peut avoir contribué à la pureté ſinguliere de ce Sel, en faiſant ſur luy le même effet que nous voïons operer au Sel fixe de Tartre, d'en degager les parties Terreuſes que l'Eau aura enſuite deposé, en ſe filtrant à travers les Terres graſſes & les Sables qu'elle parcourt.

VI.

Pour ſe convaincre de la preſence d'un Sel Alkali dans les Eaux de Tercis, il faut les mêler avec une Teinture bleuë, de Violettes par exemple; & l'on verra auſſi-tôt cette Teinture changer de couleur, & devenir verte, ce qui étant un effet ordinaire des Alkalis, prouve évidemment qu'elles doivent participer de la nature de ce Sel. Mais pour que cette experience réussisse, il faut employer l'Eau recemment puisée, & conservant encore sa chaleur naturelle, car si on la laisse quelque temps exposée à l'air, on n'y observera plus aucun vestige de Sel Alkali; d'où l'on doit inferer que ce qu'elles ont de Sel de cette espece est très-leger & très-volatile, & qu'il seroit par consequent inutile de l'y chercher par la voye de l'évaporation.

En reflechissant sur la nature de ce Sel, il paroît que c'est une espece particuliere aux Eaux minerales, que la Chimie artificielle n'imite point, car nous n'en connoissons point de pareil dans nos laboratoires. En effet ce n'est pas un Sel Alkali volatil animal ou urineux : Il a vraisemblablement plus de rapport avec les Sels fixes; mais il est tellement divisé, attenué & subtilisé par l'Eau dans laquelle il se trouve repandu, par la longue circulation qu'il souffre dans les entrailles de la terre, & principalement par la chaleur à laquelle il se trouve long-temps exposé, qu'il s'envole à la premiere occasion.

VII.

Comme il est assez ordinaire de trouver dans les Eaux minerales quelque principe martial ou vitriolique, j'ay voulu sçavoir si celles de Tercis contenoient quelque portion de ces mineraux; pour le connoître, j'ay ajoûté des Noix de Gale ne poudre à ces Eaux immediatement après les avoir puisées dans la Source; mais je n'observai par cet artifice aucun des signes qui manifestent la presence du Fer ou du Vitriol ; on ſçait pourtant que ces ſubſtances ſe montrent infailliblement par une couleur rouge, brune, ou noire que prennent les Eaux où elles ſe trouvent, par le mélange de cette poudre.

VIII.

Quand on examine cette Eau par le moyen des organes du tact, on la trouve onctueuſe, à peu près comme ſi on y avoit diſſoud une portion de ſavon ; ce qui en augmentant ſa qualité pénétrante, doit la rendre encore diſſolvante & reſolutive.

Si on la goute, on y decouvre une legere teinture de Sel, & une partie bitumineuſe exaltée, qu'on appelle ordinairement Souffre, quoy qu'aſſez mal à propos, dans les Eaux de cette eſpece : Cette partie ſe manifeſte encore par l'odorat, c'eſt ce qu'on appelle communement odeur nidoreuſe ou d'œufs couvés ; ou plûtôt c'eſt une odeur approchante de celle de la diſſolution du Souffre commun, ou des Scories d'Antimoine precipitées par l'eſprit de Vinaigre, mais infiniment moins fort, à peine même ſenſible, & par là très-ſupportable.

C'eſt vray-ſemblablement à ces deux derniers principes que cette Eau doit cette qualité onctueuſe, & pour ainſi dire ſavoneuſe qu'on y remarque par le toucher, & qui fait une de ſes principales prerogatives ; car le Savon n'étant autre choſe qu'une matiere graſſe & huileuſe diſſoute par un Sel ; la partie graſſe du bitume mélée avec le Sel dans cette Eau, devra former ſans doute une eſpece de Savon.

IX.

Car pour ce qui eſt du Souffre qu'on luy attribuë

vulgairement,

vulgairement, on ne sçauroit, à quelque épreuve qu'on l'a mette, y en découvrir la plus petite particule; ce qui pourtant ne seroit pas difficile à quiconque auroit quelque connoissance de la veritable Chimie; car ou ce Souffre seroit en substance, & simplement réduit en particules extrêmement fines, & pour ainsi dire, en fleurs; ou bien il seroit dissoud par quelques corps Alkalin. Dans le premier cas la chaleur l'éleveroit, & on en trouvroit quelque partie sublimée en fleurs contre les Murs & les Voutes qui la renferment, comme il arrive au Bain de Cesar à Aix la Chapelle; ou bien le seul repos, ou du moins l'évaporation le feroit precipiter au fonds des Vases. Et dans le second cas on le separeroit infailliblement par l'addition de quelque acide.

Les Auteurs qui prétendent à quelque prix que ce soit, trouver du Souffre dans toutes les Eaux Thermales, se fondent principalement sur leur odeur, qu'on appelle vulgairement de Souffre; & sur la couleur noire tirant sur le jaune ou le rouge qu'elles donnent à l'Argent. Mais les œufs durcis sous la braise n'ont-ils pas la même odeur, & le même goût, & ne font-ils pas aussi le même effet sur l'Argent; cependant dira-t'on qu'il y a du Souffre dans les œufs? Dira-t'on qu'il y en a dans les matieres fecales, dans les substances animales & vegetales pourries, qui contractent la même odeur, & qui font les mêmes impressions sur l'Argent? Dira-t'on qu'il y en a dans l'Eau de la Mer, au fonds de laquelle l'Argent prend une couleur de Plomb presque ineffaçable, temoin les Piastres qu'on en a retirées par differens artifices devant Vigo, des

Gallions qui y coulerent à fonds, il y a 45 Ans.

Cela seul fait assez voir, je pense, combien la plus-part des Ecrivains sur ces matieres s'abusent, lorsque, pour faire plus d'honneur à leurs Eaux, ils leur attribuent une portion de Souffre qu'elles n'ont pas, & qui d'ailleurs y seroit souvent inutile, pour ne pas dire nuisible. Le Souffre en effet rendroit les Eaux plus dures, plus dessechantes, plus échauffantes, moins propres à humecter, à ramolir, à relâcher & à detendre; & par consequent inutiles ou dangereuses dans une infinité de maladies, où ces dernieres indications sont les seules qu'on ait à remplir.

Et il ne faut pas croire que cette partie bitumineuse qu'on reconnoît dans l'Eau de Tercis puisse jamais passer pour du Souffre, quoy qu'à la verité elle entre dans sa composition. En effet, ce mineral est composé d'une partie bitumineuse, d'un acide vitriolique, & d'une portion terreuse; ces trois substances, qui réünies forment le Souffre, n'ont aucun rapport avec luy quand elles sont divisées, elles sont au-contraire très differentes, & font des effets diametralement opposés. Ce seroit perdre le temps que de s'arrêter à prouver la verité de cette proposition, que les plus novices même en Medecine ou en Phisique ne sçauroient desavoüer.

D'ailleurs le Souffre dissoud par des Alkalis, & precipité par des acides repand une odeur bien differente de celle de ce même Souffre qui n'est pas soûmis à cette épreuve. Cette difference vient sans doute de l'exaltation de la matiere bitumineuse; la dissolution qu'en font les Alkalis par le moyen du feu ne s'opere pas ſans une eſpece de violence qui doit briſer, atténuer, affiner, & diviſer infiniment les matieres, & les diſpoſer par ce moyen à ſe repandre dans l'atmoſphere pour fraper l'odorat. Cet effet ſe trouve encore conſiderablement augmenté par l'addition des acides, parce que les Alkalis qui avoient diſſoud & ſaiſi les matieres bitumineuſes, s'attachant à des acides qu'ils rencontrent, & avec leſquels ils ont plus d'affinité, rejettent celles-là & les repouſſent avec effort, d'où vient qu'elles ſe repandent avec plus d'abondance dans l'air & qu'elles frappent plus vivement l'odorat.

Cette partie graſſe, où ce Bitume, qui entre dans la compoſition des Eaux de Tercis, eſt trés abondant dans les Entrailles de la terre, & ſe trouve même frequemment en pluſieurs lieux de ſa Surface ; on ſçait qu'il eſt non ſeulement la baſe du Souffre, du charbon de terre, de l'huile petrole, &c. mais qu'il entre auſſi dans la compoſition de preſque tous les mineraux &c. ainſi on ne doit point être en peine de ſçavoir comment il a pu ſe communiquer à ces Eaux ; toute la difficulté ſemble ſe reduire à ſçavoir comment cette matiere graſſe, malgré ſon opoſition naturelle, a pu ſe méler ſi intimément avec l'Eau, pour ne faire qu'un ſeul & même corps avec elle ; & comment elle a pu acquerir cette ſubtilité, cette exaltation, d'où luy vient cette odeur fine, legere & ſpiritueuſe qu'on y remarque.

Pour cela, il faut conſiderer 1°. Qu'une modique portion de ce Bitume ſuffit pour en empreindre l'Eau ſuffiſamment, ce qui doit en rendre le mélange exact moins difficile. 2°. Qu'elle est extrêmément divisée, rarefiée, attenuée par la violence des feux souterrains, à l'action desquels elle se trouve exposée. 3°. Qu'en circulant à travers des Tuyaux exactement clos, & très étendus parmi ces Eaux, qui doivent être prodigieusement échauffées dans leur origine, puisqu'elles conservent encore une chaleur assez considerable dans le Bassin, cette partie onctueuse s'affine continuellement, se méle & se confond de plus en plus avec la partie aqueuse. 4°. Que les Sels dont ces Eaux sont emprcintes doivent contribuer encore efficacement à ce mêlange, par la dissolution de cette matiere huileuse qu'ils favorisent & qu'ils operent même parfaitement. 5°. Que tous ces moyens qui ne procurent l'union intime de cette partie grasse qu'en la subtilisant & l'exaltant, doivent en même temps luy communiquer cette volatilité qu'on y remarque, & la proprieté d'exciter une sensation particuliere dans les organes de l'odorat.

X.

Pour connoître à fonds la nature du Sel de ces Eaux, j'en fis évaporer à petit feu 50 livres; il me resta une once & trois gros de residu très-salé, mais impur, à cause d'une petite portion de matiere grasse & terreuse qui y étoit mêlée : je fis calciner un instant cette matiere, & après l'avoir dissoute dans de l'Eau pure, je la filtray à travers le papier gris, je fis ensuite évaporer ma dissolution jusqu'à pellicule, & l'ayant placée dans un lieu bien sec, j'eus avec assez de patience presque neufs dragmes de fort beaux Cristaux cubes, qui petilloient sur le feu, qui ne fermentoient ni avec les acides, ni avec les Alkalis ordinaires, mais qui par l'affusion de l'huile de Vitriol repandoient une vapeur blanche très-pénétrante ; preuves qui toutes réünies demontrent manifestement la nature du Sel Marin.

Il resta sur le Filtre environ une dragme de Terre ordinaire, qui n'avoit rien de particulier ; que l'esprit de Vitriol ne dissoud pas, & qui presentée à la Pierre d'Aiman ne donne pas le moindre signe de la présence du Fer. Le reste de la matiere jusqu'à la concurrance des onze dragmes se perdit, comme il arrive necessairement dans les differentes operations, que je fus obligé de faire.

X I.

Il resulte de cet examen que les Eaux de Tercis contiennent un Sel Alkali volatil ; une portion de Sel Marin très-modique, puisqu'il n'arrive pas à un scrupule par livre ; une partie onctueuse très-subtile ; & enfin une Eau d'autant plus fine & plus legere qu'elle se trouve dans celles-cy debarrasée de cette matiere terreuse ou martiale, dont les autres son ordinairement surchargées.

Delà vient sans doute la qualité qu'elles ont de purger très doucement & très abondamment en même temps. Rien en effet n'est plus propre que cette espece de Sel Alkali qu'elles possedent à disposer à la purgation, en attenuant les matieres, & en ouvrant & lubrefiant les voyes. Le Sel Marin est d'ailleurs purgatifs de lui-même, mais il seroit trop vif, & par là moins utile, s'il ne se trouvoit heureusement adouci par la partie onctueuse, & extrémément étendu dans une Eau très-fine & très-legere.

XII.

Dans les fonds, ces Eaux sont à peu près de la nature des Eaux de Balaruc; le Sel qui en fait la partie la plus active est le même ; mais il se trouve dans celles-cy plus temperé, soit parce qu'il y est en plus petite quantité, soit parce qu'il n'est peut-être pas si bien adouci dans celles là. Les Sels agissent sur nos Corps en picotant, en irritant les parties nerveuses. Une irritation douce & moderée excite des contractions plus frequentes & plus vives dans les membranes, par ces contractions redoublées les glandes qui se trouvent exposées à leur action sont comprimées à proportion, & la Liqueur qu'elles separent en est exprimée plus efficacement, ce qui rend les secretions & les excretions plus abondantes & plus faciles. Au-contraire si cette irritation est trop vive, les contractions deviennent excessives ou spasmodiques, & les Liqueurs qui sont appellées en abondance, sont exprimées violament & avec douleur ; ou sont totalement suprimées, parce que les Tuyaux excretoires sont trop comprimés ou trop tendus; cependant les Liqueurs qui abordent sans cesse engorgent la partie, la tendent de plus en plus, l'échauffent, & l'enflâment quelque fois; delà il arrive souvent que les Sels trop actifs, & les autres purgatifs trop secs & trop puissans purgent avec excès & avec des tranchées insuportables ; ou ne purgent pas du tout, mais occasionnent des douleurs violentes, des Coliques dangereuses, des inflammations, des Crampes, & autres contractions spasmodiques très cruelles. Les Sels repandus dans une grande quantité d'Eau fine & legere ne sont pas sujets à ces inconvenients, lors surtout, que leurs pointes se trouvent encore embarrassées dans le tissu visqueux de quelque matiere grasse: Or c'est là un avantage que les Eaux de Tercis possedent au supréme degré ; la quantité de leur Sel, par rapport à l'Eau est extrêmement modique, & ce même Sel se trouve comme englué dans la partie bitumineuse, comme on l'a déjà vû ; par ce moyen, lorsque, par l'usage de ces Eaux, on fournit aux premieres voyes un irritant très leger, on leur fournit encore une lymphe très abondante & très fine, qui humecte les parties & les détend ; & qui en délayant les Liqueurs, les rend plus fluides, plus coulantes & plus obéïssantes à l'action des solides qui les sollicitent. Delà vient que ces Eaux purgent avec une douceur & une tranquilité qui n'a peut-être point d'exemple ; j'ay vû plusieurs fois des Personnes se vuider vingt fois dans l'espace de 2 ou 3 heures sans la plus petite émotion, sans la moindre incommodité ; au-contraire les forces semblent augmenter, la couleur s'animer, les Yeux s'éclaircir, & l'apetit s'ouvrir à mesure que les évacuations se multiplient.

Les Eaux de Balaruc ont à la verité les mêmes prerogatives, mais dans un degré inferieur, on en conviendra aisément, si l'on considere qu'elles contiennent beaucoup plus de Sel en égal volume, ce qui doit les rendre plus actives, & plus sujets à échauffer les entrailles & à les dessecher ; & par consequent moins convenables dans tous les cas, où il est necessaire de faire passer une grande quantité d'Eau dans le Corps pour humecter & détendre les parties Solides; délaïer, adoucir & Évacuer les Sucs Salés ou épaissis; ouvrir & décrasser les Tuyaux depuis long-temps engoüés, & retablir en un mot la liberté de la Circulation & des Secretions dans les personnes tendres, sensibles & délicates.

Cependant, malgré ces avantages considerables que les Eaux de Tercis ont sur celles de Balaruc, elles n'approchent pas à beaucoup prés de leur reputation: la raison de cette preference vient sans doute de ce que celles de Balaruc étant apportée de Montpelier, elles ont été recommandées soigneusement, & celebrées dans tous les tems par les plus habiles Medecins de cette Illustre faculté; au lieu que celles de Tercis n'ont pas eu jusqu'ici le moindre Ecrivain qui ait entrepris de publier leurs vertus.

XIII.

Aussi ai-je remarqué en arrivant dans cette Ville qu'à la reserve des Medecins d'Orthez, il y avoit trés peu de personnes dans ces contrées qui connussent le merite de ces Eaux prises interieurement; & c'est sans doute pour cette raison que la Source, qui de tout tems estoit destinée à cet usage, est depuis plusieurs années plus negligée, ou moins soigneusement entretenuë que celle des Bains.

Il est pourtant certain, que ces Eaux ont des vertus admirables dans l'usage interieur; cela paroît évident par les principes qui les composent, & l'experience d'ailleurs l'a confirmé mille fois. Nous venons de voir qu'elles purgent avec une benignité merveilleuse: elles passent encore par les Urines avec beaucoup d'abondance & de facilité; preuve incontestable qu'elles entrent

trent dans les routes du Sang & de la Lymphe, qu'elles se mélent avec les liqueurs; qu'elles les detrempent & les rendent plus fluides & plus douces: elles operent ces effets d'autant mieux qu'étant très peu chargées de Mineral on peut en boire presque sans mesure, ce qui fait qu'en traversant les differentes routes de la circulation, elles se chargent des matieres Salines & étrangeres, qu'elles entraînent par leur torrent, & qu'elles évacuent par la voïe des selles, des urines, & même de la transpiration.

XIV.

Car c'est encore une proprieté de ces Eaux de pousser vers l'habitude de la Peau, & de favoriser cette évacuation cutanée, qui, toute insensible qu'elle est, surpasse néanmoins en quantité toutes les autres prises ensemble, l'expérience & la raison s'accordent parfaitement à manifester cette proprieté de l'usage interieur des Eaux de Tercis; car les personnes qui les prennent ont le Corps plus agile & plus dispos, & leur Peau, de seche & aride qu'elle étoit, devient tous les jours plus molle & plus humide, & il est bien évident qu'une grande quantité d'Eau fine & legere secondée d'une partie Alkaline-Spiritueuse, en rendant les ligueurs plus coulantes, & les Tuyaux plus souples & plus faciles à se prêter à l'abord & à l'issuë des Sucs, doit rendre cette évacuation plus abondante, & faciliter généralement toutes les Secrétions; sur tout si l'on fait attention à sa douce chaleur, & à la partie bitumineuse exaltée qui l'accompagnë; qui, en rarefiant legerement les humeurs, & accelerant mediocrement leur mouvement circulaire; doit favoriser considerablement ces operations.

XV.

Il est aisé de juger par ce que nous venons de voir des proprietés de ces Eaux, que l'usage interieur en doit être trés salutaire dans les maladies du bas ventre, qui sont occasionnées & entretenuës par l'indigestion ou l'impureté des humeurs qui croupissent dans les premieres voïes, ou dans les Tuyaux Capillaires des Vaisseaux de cette partie ; c'est par là qu'elles reussissent si bien dans les degoûts & les indigestions inveterées, dans les apetits excessifs ou dereglès, dans les vomissemens opiniâtres, & autres incommodités semblables de l'estomac & du duodenum, où il s'agit de fondre, de delaïer, & d'évacuer les matieres épaisses, visqueuses, acres, & bilieuses qui incommodent les Membranes interieures fort sensibles de ces Visceres, ou qui en embarrassent par leur grossiereté les Glandes & les Vaisseaux excretoires ; ou qui par leur acreté en irritent les parties nerveuses : dans tous ces cas les Eaux de Tercis réussissent parfaitement ; s'il s'agit par exemple de diviser & de delaïer des Sucs épais & visqueux ; quoi de plus propre à les pénétrer & les dissoudre qu'une grande quantité d'Eau fine subtile & savoneuse ? s'il est question de debarrasser ces visceres d'une humeur lente & glaireuse qui les relâche & les detend, qui peut mieux operer cet effet qu'une Eau legerement armée d'un doux irritant, & d'un Alkali volatilisé qui en reveillant les mouvemens ou les vibrations de ces parties, les excite à repousser les matieres Etrangeres qui les genent ou qui les relâchent ? S'il faut corriger, adoucir, & évacuer des Sels acres, ou une bille amere & Mordicante qui inquiétent ces organes par leur presence, que peut-on imaginer de plus convenable, que de les noïer, pour ainsi dire, dans une grande abondance d'Eau fine & mucilagineuse, qui se chargeant de leurs pointes les entraîne avec elle d'autant plus facilement, qu'elles lui servent d'aiguillon pour solliciter plus efficacement les intestins à les évacuer?

XVI.

Dans les Coliques habituelles, dans les Ventuosités, dans certaines diarrhées, dans la paresse du ventre, & généralement dans toutes les maladies des intestins, qui reconnoissent pour cause le relâchement & l'Atonie de ces parties; ou la presence d'une matiere lente, visqueuse, saline, qui pesant sur leurs parois les incommode, qui embarrassant les Tuyaux empêche les secretions, ou qui se rarefiant par un mouvement de putrefaction les tiraille & les distend outre mesure, & cause des flatuosités importunes; ou bien une bille degenerée devenuë trop foible, ou trop piquante: rien n'est plus propre à remedier à tous ces desordres que l'usage bien reglé des Eaux de Tercis; puisque rien ne peut plus surement rétablir le ton & le ressort de ces parties; disposer à l'évacuation, & évacuer en même tems les matieres étrangeres & vicieuses qui y séjournent; & corriger les vices de la bile en redressant les secretions.

XVII.

Ces Eaux sont encore très salutaires dans les pales couleurs, dans les jaunisses, la maigreur, les langueurs, & généralement dans les tumeurs ou les obsſtructions lentes du Foïe, de la Rate & du Meſentere; parce que ces deſordres ſont ordinairement fomentés par l'abondance ou l'épaiſſiſſement des Liqueurs, qui engorgent les petits Vaiſſeaux de ces parties, ou par la débilité & l'atonie des Fibres nerveuſes & membraneuſes de ces organes, ce qui les met dans l'impuiſſance d'aſſujettir les ſucs qui circulent dans leur tiſſu, & de leur faire tenir les routes ordinaires; d'où vient que les Vaiſſeaux ſe rempliſſent de plus en plus, que les Liqueurs ſejournent & ſe corrompent inſenſiblement, & que les Secretions ſont troublées ou interrompuës non ſeulement dans ces parties, mais généralement dans tous les couloirs, parce que le deſordre ſe communique bien-tôt par le Canal de la veine porte & des Nerfs à toute la maſſe du Sang & des ſolides. Les Eaux de Tercis remedient efficacement à tous ces derangemens, car en excitant les glandes des inteſtins à ſe dégorger plus ſouvent & plus abondamment, elles ouvrent une porte à toutes les immondices du Corps, & leur preparent une pente qui les entraîne neceſſairement vers cette ſentine commune; par-là les Liqueurs coulent avec plus d'abondance vers le Canal inteſtinal, & par cette raiſon elles ſe portent moins vers les autres viſceres, ce qui les debarraſſe d'une partie du fardeau qui les accable; les Liqueurs abordent par ce moïen plus pures & en moindre quantité dans la Veine porte, ce qui ne doit pas peu contribuer à redreſſer la ſecretion de la bile dans le Foïe.

Ce n'eſt pas là cependant la ſeule voïe par où les Eaux remedient à ces deſordres; elles pénétrent enpore dans les routes de la circulation, elles se mêlent aux Liqueurs qu'elles delaïent, elles humectent les Vaisseaux desséchés, elles debandent ceux qui sont trop tendus, elles animent ceux qui sont affoiblis; par-là les solides reprenent leur jeu, ils se contractent & se dilatent à propos, & remettent les sucs ainsi delaïés sous leur obéïssance, les assujetissent aux lois de la circulation, les couloirs s'ouvrent, les secretions se retablissent, & les sucs impurs ou superflus sont peu à peu rejettés par les Selles, les Urines & la transpiration.

XVIII.

Les differens accidens qui suivent ordinairement la supression des menstruës ou des vuidanges dans les femmes, & des hæmorroïdes dans les hommes, où les principaux desordres se passent dans les visceres du bas Ventre, quoique délà, par le commerce des Nerfs, ils se communiquent ailleurs, sont encore du ressort de ces Eaux. Le Sang qui devoit couler regulierement se trouvant retenu, est obligé de refouler sur les parties voisines, qui se trouvant surchargées, par ce moïen, s'engorgent peu à peu: par-là la circulation se trouve genée, les parties glonflées & tenduës deviennent plus sensibles, les Secretions se troublent & les infirmités se multiplient. Délà les indigestions, les degoûts, les vomissemens, les ventuosités, la paresse du Ventre, les douleurs du Foïe, de la Rate, la mauvaise couleur, les langueurs, la tristesse, les vapeurs en un mot, & cette iliade de maux qu'on comprend ordinairement sous ce terme. Il est aisé de rendre raison de la maniere dont ces Eaux remedient à tant de malheurs en retabliſſant les évacuations ſuprimées, ou les ſupléant par d'autres ; il n'y a qu'à rappeller ce qu'on vient de voir de leur action : Il eſt conſtant que ces écoulements reglés ne peuvent être arrêtés que par l'épaiſſiſſement & la lenteur du Sang, ou par l'obſtruction ou le reſſerrément ſpaſmodique des Vaiſſeaux ; or nous avons déja vû que ces Eaux étoient très capables de rendre le Sang fluide en le delaïant & le fondant ; auſſi-bien que d'ouvrir les Tuyaux obſtrués ou reſſerrés en les humectant & les relâchant ; nous avons encore vû qu'elles facilitoient & qu'elles acceleroient merveilleuſement les excretions par les ſelles, les urines & la tranſpiration ; elles ſont donc très propres à rétablir les évacuations ordinaires ou à les ſuppléer, du moins pour un tems, en en ſubſtituant d'autres qui cependant puiſſent décharger le Corps du poids qui l'incommode.

XIX.

Certaines maladies des Reins & de la Veſſie occaſionnées par la foibleſſe & l'atonie des Fibres motrices, par la lenteur & la groſſiereté des Liqueurs, ou même par la génération des Sables & des Graviers trouveront un ſecours precieux dans l'uſage de ces Eaux, qui en purifiant les premieres voïes, & les fortifiant rendent les digeſtions loüables, & par une ſuite neceſſaire, le Sang & les humeurs bien conditionnées, ce qui favoriſe la circulation dans ces parties, y rétablit le reſſort affoibli, & s'oppoſe à la formation du Sable & du calcul. D'ailleurs une bonne partie de ces Eaux paſſant dans les voïes urinaires les lave, les décraſſe, les ouvre, & emporte par ſon torrent tout ce qui peut s'y trouver d'incommode & d'étranger.

Il faut cependant observer que si ces conduits se trouvoient embarrassés de quelque pierre ou gros calcul, qu'on ne peut pas esperer de faire passer facilement à travers le Canal des ureteres ou de l'uretre à cause de son grand diametre ; ou que ces parties fussent actuellement douloureuses, tenduës & spasmodiquement ressérées; il seroit plus convenable de renoncer à l'usage de ces Eaux; & de mettre sa principale confiance dans celui des Seignées, des Anodins, des Calmans, & des Emollians appliqués tant au dedans qu'au dehors.

Mais ces accidens une fois bien calmés, on pourroit dans certaines circonstances recourir à ces Eaux pour en prevenir, ou du moins éloigner le retour. On sait que plusieurs Medecins même très sages, entr'autres Sydenham recommandent l'usage des purgatifs très doux comme la Manne, dans cette intention. Or ces Eaux purgeant avec plus de douceur & plus sûrement que la Manne même, & passant outre cela en partie par les Reins ; sans les agacer aucunement, elles peuvent non seulement convenir comme purgatives & Stomachales, mais encore comme diuretiques en ouvrant les voïes urinaires, ramolissant les calculs & rélâchant les parties ; ce qui rendroit celles-ci moins sensibles, & les Corps étrangers moins capables d'irriter.

XX.

La Goute est une maladie qui a beaucoup d'affinité avec celle-ci ; & l on voit peu de Gouteux qui ne soient sujets à la colique nephretique. Ainsi, si l'on vouloit tenter quelque secours pour se garantir des attaques violentes de la Goute, on ne pourtoſt mieux s'adreſſer qu'à ces Eaux. En effet les Medecins les plus celebres recommandent les purgatifs Benins ou les Eaux Thermales dans ces occaſions, & celles-ci faiſant leur operation avec une facilité merveilleuſe, & rédreſſant d'ailleurs admirablement bien les fonctions de l'Eſtomac & des autres viſceres, on pourroit peut-être en eſperer de bons effets, ſi on les prenoit avec les précautions, & dans les circonſtances convenables. mais comme la moindre erreur dans le traitement de cette maladie eſt ſujet à des inconvenients ſouvent irreparables, il eſt preſque toûjours plus ſûr de ne rien hazarder de conſiderable ſans la participation d'un Medecin ſage & éclairé.

XXI.

Ces Eaux ſont encore un ſecours efficace contre les maladies de la Poitrine qui dépendent de l'épaiſſiſſement, de la viſcoſité, & de la lenteur du Sang, ou du déſordre de l'Eſtomac & des premieres voïes. Telles ſont certaines Toux opiniâtres, humorales, accompagnées de difficulté de reſpirer, de palpitations, d'aigreurs d'Eſtomac, & de vomiſſement, qui diſpoſent à la Phtiſie, & qui finiſſent ſouvent par cette fatalle maladie; dans cette occaſion importante, on ne ſçauroit rien employer de plus ſalutaire que les Eaux de Tercis, qui en nétoïant l'Eſtomac des ſucs lents, aigres, & vicieux qui y croupiſſent, rétabliſſent l'apetit & les digeſtions: le chile reprend par ce moyen ſa perfection, le Sang & les autres humeurs acquierent une bonne conſiſtence, & la circulation s'éxécute plus librement dans les

les Poumons. La qualité purgative de ces Eaux sera encore utilement à débarrasser la Poitrine, car par les évacuations abondantes qu'elles occasionnent très paisiblement, elles attirent dans les intestins les humeurs superfluës qui opriment le Corps, & particuliérement les Poumons. On peut dire la même chose, & à plus juste titre encore de la qualité qu'elles ont de pousser par les urines & la transpiration, car passant dans le Sang, elles le détrempent, le fondent, & le lavent; & entraînant par ces differens couloirs ce qu'il y a d'excessif ou de vicieux qui relâche, qui affaisse, ou qui irrite cet organe principal, elles le rétablissent dans ses fonctions & sa vigueur naturelle, & préviennent ainsi les suites funestes de cette maladie.

De sages Praticiens ont depuis long-tems remarqué l'utilité des Eaux Thermales de cette espece dans ces maladies de la Poitrine: mais les Eaux de Tercis étant sans contredit les plus douces & les plus temperées qu'on connoisse dans ce genre; il est constant qu'elles meritent une préference distinguée, dans ces circonstances sur-tout, où les mouvemens trop violents seroient d'une consequence très dangereuse.

Ces Eaux sont encore d'un excellent usage contre les douleurs de tête habituelles, les vertiges, & autres maladies de cette partie, qui sont excitées par des obstacles qu'un Sang déchu de sa fluidité naturelle oppose à la libre circulation des Liqueurs dans les Vaisseaux du Cerveau & de ses envelopés; or comme ce vice du Sang doit souvent son origine au deffaut de bonnes digestions, il est certain qu'en évacuant les ſucs indigeſtes qui croupiſſent dans l'Eſtomac & les inteſtins, ce que ces Eaux operent très ſurement, on remedie à la premiere cauſe du mal; & ces mêmes Eaux s'inſinuant dans le Sang le corrigent, & le retabliſſent dans ſa conſiſtence naturelle par le mécaniſme que nous avons tant de fois expliqué.

XXIII.

Par la même raiſon elles conviennent parfaitement aux Perſonnes menacées, ou déjà touchées de Paralyſie, d'Apoplexie, ou d'autres maladies Soporeuſes, où il eſt très ſouvent neceſſaire de rétablir les digeſtions; de décharger le Corps d'un poids d'humeurs ſuperflu, qui l'apeſantit & l'accable; de purifier & de vivifier un Sang engourdi; d'établir une circulation libre & reglée, & de redreſſer généralement les ſecretions: effets que ces Eaux operent avec un ſuccès admirable, comme l'experience l'a déjà pluſieurs fois apris; & ce que la raiſon autoriſe d'ailleurs, comme on le verra parce que j'en ai déja dit, ſans qu'il ſoit beſoin de le repeter ici.

XXIV.

Les propriétés de ces Eaux pour l'uſage extérieur ſont plus généralement reconnuës; car outre une grande partie des habitans du Bearn & de la Guienne, qui viennent chercher dans ce Bain un remede efficace; nous y voïons ſouvent des Eſpagnols, qui ne croïent pas achetter trop cher le ſoulagément qu'elles procurent, par les frais d'un penible voïage.

Quoique l'effet de ces Eaux appliquées exterieurément ſoit dans le fonds le même que celuy des autres

Eaux Thermales, celles de Tercis ont cependant cette prérogative considerable sur la plûpart des autres, que leur partie aqueuse étant débarrassée de cette portion terreuse calcarée, dont elles sont bien souvent chargées, elle s'insinuë plus aisement, & pénétre mieux dans le tissu des parties, pour leur communiquer les impressions salutaires qu'elles font.

Les Bains de Tercis portent encore leur action sur les fluides; l'Eau fine & savoneuse qui le forme pénétre dans les Vaisseaux exterieurs de la Peau, & se méle aux Liqueurs qu'ils contiennent, pour les délaïer & les rendre plus liquides: & tandis que par sa douce chaleur & sa partie spiritueuse elle les raréfie, elle les attenuë & les divise par le peu de Sel dont elle est animée; & c'est là précisement ce qui les rend si sudorifiques; car en agisant sur les solides qu'elles rélâchent & qu'elles détendent d'abord, elles ouvrent & dilatent les Tuyaux excrétoires de la Peau, qui admettent par ce moïen plus abondamment la matiere des sueurs, que la circulation du Sang accelerée y fait aborder, & la laissent échaper d'autant plus facilement que se trouvant déjà délaïée & subtilisée, elle obéït mieux aux impulsions plus animées des solides qui la pressent. Aussi rémarquons-nous qu'on suë après le bain avec une abondance extraordinaire sans aucune anxiété, sans chaleur importune, & sans la moindre diminution des forces. Ce qui,en dissipant les humidités superfluës, restituë puissamment le ressort & le jeu des solides, rétablit la circulation des Liqueurs, & généralement toutes les fonctions.

Il est vray que la chaleur moderée de ces Eaux,

aussi-bien que la modicité des mineraux qu'elles contiennent, ne contribuent pas peu, comme on l'a déjà remarqué, à rendre cette operation si tranquille & si paisible, & à la garantir des inconveniens fâcheux qu'on voit souvent occasionnés, sur-tout dans les Personnes d'une complexion tendre & délicate, par l'usage des Bains dont les Eaux sont plus chaudes, ou plus chargées de Mineral.

XXV.

En considerant ces propriétés des Bains de Tercis, on comprend aisément qu'elles doivent être d'un grand secours contre les Paralysies, les engourdissemens, les tremblemens, les foiblesses & autres maladies de cette espece, occasionnées par l'inertie & la lenteur des Liqueurs ; où par l'atonie & le rélâchement de nerfs. Les Personnes sujettes à ces accidens sont principalement celles qui ont passé la meilleure partie de leur vie dans la débauche ; celles, qui aïant vecu dans l'abondance, ont souvent abusé des mets exquis & trop aprêtés, des Vins délicieux & des Liqueurs spiritueuses ; celles qui étant chargées d'affaires importantes, ou qui faisant profession des Lettres, ont passé les Jours & les Nuits dans des meditations profondes, dans des contentions d'esprit forcées, tandis que faute d'exercice les ressorts du Corps s'engourdissoient chaque jour. Celles qui se trouvent consumées par des chagrins cuisans, ou par des travaux excessifs ; & enfin celles qui travaillent habituellement dans les mines, ou aux matieres qui participent du Plomb où du Mercure. Qu'arrive-t'il dans ces occasions ? Les plaisirs de l'amour pris de trop bonne heure ou avec excès épuisent le Corps de la partie la plus balsamique & la plus spiritueuse, & détruisent enfin la force & le ressort des Nerfs. L'usage excessif des mets trop recherchés & des boisons trop animées desseche les Fibres de l'Estomac, les roidit & les racornit quelque fois, d'où vient infailliblement le vice des digestions, & par une suite nécessaire celui de tous les liquides & des solides même. La trop grande application d'Esprit & l'inaction du Corps énervent les ressorts, épaississent les humeurs, & les accumulent faute de transpiration, cette évacuation interrompuë trouble les secretions, par-là les digestions sont viciées, le Ventre est constipé & toute la mâchine dérangée; le chagrin, & le travail immoderé épuisent le Corps, en expriment ce qu'il y a de plus fin & de plus liquide, & le desséchent enfin; les écoulemens qui émanent du Plomb, du Mercure, & de plusieurs autres Mineraux se communiquent au Corps, pesent sur les parties nerveuses, en troublent l'équilibre & l'harmonie, & ruinent insensiblement leur ressort. Or nous avons déjà vû que ces Bains sont très-propres à purifier les humeurs, & à leur rédonner la juste consistence qu'elles doivent avoir, aussi bien qu'à humecter les parties nerveuses desséchées, rélâcher celles qui sont trop tenduës, fortifier celles qui sont rélâchées & affoiblies, & à rétablir en un mot les solides & les liquides dans cette juste proportion d'où dépend la libre circulation, & l'exercice parfait de toutes les fonctions.

XXVI.

Ces Bains fournissent encore une ressource assûrée

contre les Rhumatiſmes, & toutes ſortes de douleurs occaſionnées par le ſéjour d'une lymphe acre & piquante ; effet ordinaire de l'inſenſible tranſpiration arrêtée ou diminuée trop ſubitement. En effet, nous voïons ordinairement ces ſortes d'accidents ſurvenir aux Perſonnes qui ſe trouvant actuellement en ſueur, ou du moins les pores de la Peau fort dilatés en conſequence d'un exercice violent, ou d'un long ſéjour fait dans un lieu bien échauffé, s'expoſent imprudemment à un air trop froid ou trop humide, qui coagulant, pour ainſi dire la matiere de la ſueur ou de la tranſpiration, & reſſerant tout à coup les Vaiſſeaux, excrétoires ſuprime ou diminuë conſiderablement ces évacuations, dont la matiere naturellement ſalée & mordicante réfoulant dans les Vaiſſeaux infecte les autres Liqueurs, & leur communique ſon acreté. Ces Liqueurs ainſi dégenerées & d'ailleurs multipliées engorgent les Vaiſſeaux & les irritent; ceux-ci incommodés par l'excès des humeurs, & ſollicités par leur acreté, redoublent leurs efforts & leurs vibrations pour ſe debarraſſer de ce poids étranger, & par ce mechaniſme ils pouſſent une partie de la lymphe, dans laquelle gît la principale ſaleure, parce qu'elle eſt plus propre à la diſſoudre, dans quelque partie du Corps, & & l'y engagent de plus en plus. Si elle tombe ſur les parties muſculeuſes elle irrite, elle diſtend, elle déchire preſque leurs membranes, & y excite un ſentiment de douleur d'autant plus inſuportable qu'elles ſont plus délicates & plus ſenſibles. Que peut-on imaginer de plus favorable, pour remedier à des maux ſi preſſans, que l'uſage des Bains de Tercis, dont l'Eau fine & onctueuse se mélant au Sang l'adoucit, le dessale, & le rend moins propre à irriter les Vaisseaux tendres des Membranes, qui se trouvant imbibés de la même humidité déviennent plus souples ; moins tendus, & par-là moins sensibles au volume & à l'irritation des humeurs, tandis que par les sueurs abondantes qu'ils excitent sans violence, ils diminuent promptément le volume des humeurs ; & les purifient efficacément de la serosité piquante qui en fait le vice principal, & qui ne sçauroit être évacuée plus heureusement ni plus sûrement que par les pores de la Peau, qui est l'organe specialement destiné par la nature à cette espece de secretion.

On pourroit raporter un nombre infini d'exemples de guerisons operées, dans les cas qu'on vient de dérailler, par les Eaux de Tercis ; si l'on ne régardoit ce soin comme superflu, parce qu'il n'est pas le plus petit recoin dans ces Provinces, où l'on n'en aît plusieurs devant les Yeux.

XXVII.

Quoique l'usage de prendre les Eaux, & celui de prendre les Bains paroissent affectés à des maladies differentes, il est néanmoins certain qu'il est souvent très-avantageux de les alier l'un à l'autre, dans la vûë de remedier aux mêmes desordres. Par exemple dans ces occasions, qui ne sont que trop frequentes, où il s'agit en même tems de netoïer l'Estomac & les Boyaux des matieres indigestes & étrangeres, de rétablir les fonctions viciées de ces organes, de décharger les Vaisseaux du volume excessif des Liqueurs, de corriger les sucs devenus trop lents, trop secs, trop ſalés ; d'humecter, ramolir, & d'étendre des Viceres deſſechés, tendus, tumefiés ; dans ces circonſtances, qui ſe trouvent ordinairement réünies dans les maladies du Foïe, de la Rate, du Meſentere, des Reins & de la Matrice, dans celles qui ſuccedent à la ſupreſſion des évacuations naturelles ou habituelles ; dans les menaces de Paralyſie & d'Apoplexie ; dans ces circonſtances, dis-je, il eſt très-utile de réünir ces deux ſecours.

XXVIII.

Cependant comme les remedes les plus heureux & les plus benins pourroient nuire conſiderablement, s'ils étoient employés mal à propos ; il convient, pour garantir ces Eaux de ce reproche, de propoſer les cas où l'uſage pourroit en être inutile ou dangereux. De ce genre ſont toutes les maladies aiguës, ou accompagnées de beaucoup de fievre ; parce que les couloirs ſe trouvant généralement comprimés par la violente rarefaction des humeurs, les Eaux qu'on prendroit ne pourroient être évacuées, ce qui feroit une augmentation conſiderable dans leur volume, qui portant les Vaiſſeaux beaucoup au-délà de leur diametre, ſeroit capable d'interrompre, ou d'intercepter même leurs mouvemens, d'où naîtroit infailliblement un deſordre irreparable dans la circulation des liqueurs. Les Bains ne ſeroient pas moins funeſtes dans ces occaſions, parce qu'en rendant la rarefaction des liqueurs exceſſive, ils dilateroient violemment les Vaiſſeaux, & les feroient même éclater, d'où naîtroient des inflammations terribles, des hemorragies, des affections comateuſes & l'étargiques.

XXIX.

La Phtisie, les asthmes secs & humides inveterés ; la palpitation du cœur occasionnée par des polypes, l'hydropisie ; dans toutes ces maladies les Eaux de Tercis, quoiqu'elles soient fort propres à les prevenir, ne peuvent rien, & seroient même nuisibles ; la raison en est claire ; ces Eaux ne peuvent operer qu'en augmentant d'abord la rarefaction & le volume des humeurs ; il faut donc, pour qu'elles operent sans danger, que les parties malades puissent supoter ce changement. Et c'est là ce que les organes de la poitrine attaqués de ces maladies ne sçauroient faire, sans être exposés à s'engorger, & à crever enfin.

XXX.

Il est même certaines maladies du bas ventre, où il n'est nullement question d'évacuer des matieres indigestes ou viciées ; de corriger ou de purifier la masse des liqueurs degenerée ; d'ouvrir, ou animer des Visceres embourbés ou d'étendus, mais uniquement de rafraichir, humecter, & d'étendre les parties, dans ces cas singuliers qui se presentent quelquefois dans les personnes d'un temperament sec vif & bilieux, qui vivant d'une maniere d'ailleurs reglée, se sont trop livrées à des soucis devorans, à des mouvemens de colere frequens, à des meditations serieuses, ou qui usant d'alimens secs, n'ont pas eu soin de les detremper par une boisson aqueuse & suffisante ; dans ces cas, dis-je, ou toutes les indications se reduisent à restituer aux parties un vehicule lymphatique, dont elles se trouvent depourvuës, & à redresser & calmer l'éretisme ou les mouvemens dereglés du genre nerveux, les

Eaux de Tercis conviendroient bien moins que l'Eau commune bien pure & bien fine, buë en quantité, pendant long-tems, & les Bains de la même Eau souvent réïterés. Cependant comme cette grande abondance d'Eau qu'il faudroit boire, avant que les parties eussent peu prendre la portion d'humidité necessaire, pourroit par son volume & par son poids embarrasser & fatiguer les organes, si on ne favorisoit son passage, il seroit à propos de la rendre legerément diuretique; ou plûtôt il conviendroit de lui substituer l'usage de quelqu'une de ces Eaux minerales fraiches des plus legéres, qui se trouvant naturellement animées d'une partie minerale spiritueuse, passent promptement par les urines & la transpiration; & sont d'ailleurs trés propres à penetrer, humecter, ramolir & tranquiliser les parties.

XXXI.

Parmi les maladies où les Eaux de Tercis seroient moins convenables, nous comprenons encore les Rhumatismes secs, qui reconnoissent pour cause le resserrement & la constriction des fibres nerveuses des membranes des muscles; plûtôt que l'acreté d'une lymphe surabondante & corrompuë: dans ces cas, où il n'est nullement necessaire de corriger & d'évacuer les humeurs, mais où il importe sur-tout d'humecter; de ramolir, & d'étendre les Bains d'Eau de reviere simples, rendus émollians & anodins, ou tout au plus melez aux Eaux thermales de Dax, dont les Eaux fines sont peu chargées de Mineraux, rempliront parfaitement toutes ces indications. Ces Rhumatismes chauds, dont parle Sydenham, qui sont accompagnés de fiévre, de tumeur tension & rougeur, & dont l'inflammation du Sang est la cause immediate, cederont bien mieux à la methode de ce sage praticien, c'est-à-dire à des Seignées frequentes & à une diette severe & humectante, qu'à l'usage des Bains les plus temperés.

XXXII.

Les douleurs des parties musculeuses occasionnées par des goutes anomales ou irregulieres, ou par des abscés profonds, & par la goute reguliere elle-même doivent encore être rangées dans la classe des maladies où les Bains de Tercis pourroient porter un préjudice considerable. Car en rarefiant les sucs & accelerant leur mouvement circulaire ils feroient infailliblement rentrer dans le torrent de la circulation les matieres étrangeres deposées dans les parties souffrantes, & les transporteroient dans quelque Viscere intérieur, d'où naîtroient des desordres bien plus importans, souvent même irreparables.

XXXIII.

Il est des maladies veneriennes qui peuvent être mises au nombre de celles où cette espece de remede seroit encore inutile ou nuisible, mais avec discernement pourtant. Celles par exemple qui sont accompagnées d'un écoulement douloureux de matiere purulente ou seminale; d'ardeurs d'urine; d'inflammation aux parties de la generation; de Bubons, ou autres tumeurs abscedées, seroient plûtôt irritées qu'adoucies par l'usage des Eaux & des Bains de Tercis: comme on peut en juger parce que nous avons déjà dit de leur maniere d'operer. Les douleurs veneriennes simples & recentes sont encore du genre de celles où ces secours seroient pour le moins inutiles, puisque le seul moïen d'y remedier efficacement consiste dans l'aplication sagement reglée du Mercure. Mais ces douleurs antiques, inveterées & cruelles, qui reconnoissent originairement pour principe un virus venerien, mais dégeneré depuis long-tems, contre lequel le Mercure plusieurs fois emploïé, avec toute la prudence & l'habileté possible, a toûjours été sans effet; ces douleurs, dis-je, qui souvent rendent la vie insuportable, sont très heureusement calmées & adoucies par la boisson & les Bains des Eaux de Tercis, pourvû qu'on ait l'attention de les réïterer quelquefois & lors principalement qu'on s'aperçoit qu'elles commencent à se reveiller. J'ai déjà vû ce fait confirmé par deux observations faites sur deux personnes differentes. La raison d'ailleurs semble l'autoriser; car je pense qu'il faut considerer cette maladie, dans cette circonstance, comme dependante du vice de la lymphe, qui, étant devenuë visqueuse & corrosive, a non seulement infecté toutes les secretions, mais a de plus formé des obstacles & des arrêts dans les Tuyaux capillaires des membranes & des ligamens, d'où suivent necessairement, d'un côté le vice des digestions, & tous les desordres qui en dépendent; & d'un autre l'irritation des Fibres nerveuses dans les parties où la Lymphe trouve des obstacles à son cours circulaire. Or nous avons déjà vû combien l'usage de ces Eaux étoit utile pour netoïer les premieres voïes, corriger le vice des digestions, redresser les secretions & purifier sur-tout la Lymphe par la voïe des urines & des sueurs; ce qui ce semble, remplit toutes les indications qu'on peut se proposer contre ces accidens.

XXXIV.

L'usage exterieur de ces Eaux ne se borne pas seulement aux Bains; on les emploïe aussi en douche pour ramolir & résoudre plus efficacement les tumeurs froides, lentes & difficiles ; & pour ranimer les parties engourdies ou Paralitiques. Pour cela on fait tomber l'Eau de fort haut & par un petit Tuyau dans la vûë d'augmenter sa velocité, tandis qu'on frotte continuellement la partie malade avec la main, afin d'y reveiller le mouvement, & d'en ouvrir les pores, ce qui favorise considerablement l'introduction de l'Eau minerale, la dissolution & la fonte des humeurs, le ressort & l'oscillation des fibres, & par consequent le retablissement de la santé.

XXXV.

On se sert encore de ces Eaux en injection avec beaucoup de fruit, pour les porter immediatement dans certaines parties, où elles ne sçauroient parvenir autrement, telles sont les cavités des Oreilles ; & certains Ulceres difficiles & profonds, où elles sont très utiles : car nous rémarquerons en passant que la Chirurgie peut en retirer de grands avantages. On sçait avec quel succès les Chirurgiens de Montpellier employent celles de Baleruc contre les vieilles playes, & les vieux Ulceres, depuis que M. de Lapeironie en a fait connoître l'utilité. Or celles de Tercis, étant plus savoneuses, balsamiques, & spiritueuses, seront bien aussi propres à nétoyer & à deterger les parties Ulcerées, & à ranimer les oscillations & les mouvemens de vie qui languissent souvent dans les bouts des petits Vaisseaux qui sont en quelque façon oprimés par le ſejour des ſucs lents & groſſiers, qu'ils n'ont pas la force de perfectionner & de repouſſer, ce qui les met dans l'impuiſſance de former de bonnes chairs, & de moïenner une heureuſe cicatrice.

XXXVI.

Pour uſer des Eaux de Tercis avec ſuccès, il ne ſuffit pas de connoître les maladies où elles ſont utiles ou nuiſibles. Il faut encore ſçavoir la maniere d'en bien regler l'uſage; & les précautions qu'il eſt neceſſaire de faire précéder pour en rendre l'operation plus ſûre & plus heureuſe. Ceux en qui le Sang & les humeurs abondent, & qui ont les Vaiſſeaux gonflés & pleins de ſuc, ou parce qu'ils ſe nourriſſent d'aliments ſucculents & de boiſſons animées; ou parce que des évacuations ordinaires & periodiques, auſquelles ils étoient aſſujettis, ſont ſuprimées, auront beſoin de la ſeignée pour ſe diſpoſer à l'uſage des Bains ou des Eaux. En voici la raiſon; les Vaiſſeaux trop remplis, & diſtendus par des ſucs trop abondans ſe contractent moins & plus difficilement; les Liqueurs ſont donc moins efficacement preſſées ſollicitées, & la circulation ſera plus lente plus embarraſſée; or ſi dans ces circonſtances le volume de ces Liqueurs ſe trouve imprudemment augmenté par l'addition des Eaux, & par la rarefaction des Bains, il eſt évident que la circulation deviendra plus difficile, & qu'on expoſera les malades à des fluxions, des hemorragies, des inflammations, &c. Au lieu que ſi l'on a la précaution de deſemplir les Vaiſſeaux par la ſeignée, les humeurs ſe trouveront au large, les Vaiſſeaux ſe contracteront librement, & ſeront capables d'admettre dans leurs calibres les Eaux qui leur viendront de ſurcroît, & de les aſſujettir aux loix de la circulation, dont ils ſeront devenus les maîtres.

XXXVII.

Quoique les Bains ne faſſent pas dans le volume des humeurs une augmentation réelle auſſi conſiderable; ils dilatent néanmoins également & plus violemment encore les Tuyaux par la rarefaction extraordinaire qu'ils excitent fort promptement: d'où vient qu'on auroit les mêmes, ou de plus grands inconveniens à craindre, ſi on ne les prevenoit par la ſeignée. Mais les perſonnes, en qui ces indications ne ſe préſenteront pas, pourront certainement, ſans crainte d'aucun inconvenient, être diſpenſées de ce remede; d'autant plus que l'action de ces Eaux temperées n'a rien de trop fougueux & de trop violent.

XXXVIII.

La purgation, ainſi que la ſeignée, doit être admiſe ou rebutée avec diſcernement dans la preparation à l'uſage de ces Eaux: & c'eſt aux differentes indications à en regler le beſoin ou l'inutilité. Quand on a actuellement la bouche mauvaiſe, la langue pateuſe, l'eſtomac chargé, le ventre pareſſeux &c. On feroit une faute dangereuſe, ſi on prenoit les Bains ſans avoir fait précéder la purgation; car la chaleur des Bains attenuant & rarefiant les ſucs impurs qui ſe trouvent dans les premieres voïes dans ces occaſions, les introduiroit dans la maſſe des humeurs, qui en ſeroit infectée, d'où naîtroient des deſordres, qui, tout au moins empêcheroient l'effet des Bains.

Mais quand, au-contraire, on a la bouche bien nette & bien fraîche, l'estomac bon & le ventre libre, il est inutile & superflu de se purger, & l'on peut, sans cette précaution, se livrer aux Bains, & en attendre avec confiance les succès les plus heureux.

Ceux qui à l'usage des Bains, doivent joindre celui des Eaux, n'ont besoin d'autre preparation à cet égard, que celle de faire précéder la boison, car ces Eaux purgeant abondamment, quoiqu'avec beaucoup de tranquilité; il n'est pas de moïen plus sûr & plus efficace pour nétoïer les premieres voïes, & rétablir les fonctions de l'Estomac ou du Ventre. Il est cependant quelquefois des cas où il est nécessaire d'user de la purgation, même avant de boire les Eaux; lors par exemple que l'Estomac & les intestins se trouvent farcis de matieres grossieres & indigestes, dans des sujets lourds & difficiles à émouvoir; alors les Eaux de Tercis, n'aïant pas assez de force & d'energie pour solliciter efficacément ces organes à se debarrasser, se trouveroient elles-même arrêtées par ces obstacles, & seroient obligées de refouler, après s'être chargées d'impuretés, contre les visceres qu'elles accableroient de leur poids.

XXXIX.

Mais, quand la purgation est jugée necessaire pour la preparation soit des Bains, soit des Eaux; il faut bien se garder d'emploïer les purgatifs violens, resineux, & hydragogues, que bien de gens récommandent dans ces occasions; sous prétexte, que purgeant efficacement les Eaux, ils favorisent l'introduction de celles qu'on doit prendre; ou qu'ils font rendre celles qu'on a déja pris, si on les emploïe à la fin. Ces raisons sont trop frivoles pour meriter qu'on les refute. La verité est que ces remedes violens, qui tiennent de la nature des poisons, sont très peu proportionnés à la délicatesse de nos organes; & qu'ils excitent ordinairement des irritations, des tranchées, des superpurgations, des éretismes & des constipations. Ce qui doit être un obstacle considerable au bon effet des Eaux. C'est pour cela que je préfere les remedes les plus doux & les plus benins, tels que la Manne, la Rubarbe, le Séné & les Sels moïens, comme le Sel Vegetal, le Sel de Seignete, le Sel de Glauber, ou mieux encore les Sels naturels & fort benins qu'on tire par la voïe de l'évaporation de plusieurs Fontaines minerales en France, en Angleterre & en Allemagne; ou qu'on prepare artificiellement à l'imitation de ceux-là; tel est par exemple celuy qu'on débite sous le nom de Sel d'Epson ou d'Angleterre. Il n'est rien de plus aisé que de faire avec ces seuls ingrediens tous simples, des remedes proportionnés à la nature des differents sujets. Mais le moïen le plus simple & le plus convenable à mon avis, pour les Personnes qui vont à ces Eaux, c'est de prendre demi once, six gros ou une once de ce Sel dans un ou deux Gobelets de l'Eau de Tercis même, & d'en favoriser ensuite l'effet en beuvant de tems en tems quelques verrées de la même Eau.

XXXX.

Les malades qui prenent seulement les Bains ont quelquefois le Ventre paresseux ou constipé, parce que la grande dissipation qui se fait par les sueurs, laisse les excrémens à sec, depourvus d'humidité & moins fluides par cette raison. Un moïen de remedier à cette incommodité, c'est d'user d'alimens frais & humectans, & de les détremper par une boison abondante. Mais si cela ne suffit pas, quelques lavemens de la même Eau exciteront parfaitement le Ventre, & le remettront dans son devoir.

XXXXI.

Quand on est dans le dessein de prendre les Eaux & les Bains de Tercis, il convient sans doute de commencer par les Eaux. Par ce moïen on débarrasse les premieres voïes, on rétablit les digestions, on purifie le Corps; ce qui ne peut que favoriser l'effet qu'on attend des Bains. Il est pourtant vrai que quand on a pris les Eaux pendant deux ou trois jours, & que par là on se trouve bien preparé pour les Bains, il n'y a nul inconvenient à faire succeder alternativement les Bains à l'usage des Eaux : ceux même qui sont pressés de finir, parce qu'ils n'ont pas le tems ou les moïens de faire un long séjour, peuvent pour mettre tous les momens à profit, après avoir pris les Eaux dans la matinée, se baigner encore le soir, sans crainte d'aucun fâcheux accident; à moins qu'ils ne se trouvent trop foibles pour suporter dans un même jour la legere fatigue de ces deux remedes.

XXXXII.

Quelques Medecins recommandent de purger les malades au milieu & à la fin de l'usage des Eaux minerales & des Bains, mais je crois cette pratique nuisible. Cela ne peut que troubler la nature & interrompre les principaux effets qu'on attend de ces secours : cette précaution eſt ſur-tout inutile avec les Eaux de Tercis, qui purgent elles-mêmes avec tout le ſuccès imaginable.

XXXXIII.

Pour ce qui regarde la quantité d'Eau qu'on doit prendre chaque jour, il eſt difficile de la determiner, puiſqu'elle doit beaucoup varier ſelon l'âge, le Sexe, & la complexion des malades. La metode la plus ſûre qu'on puiſſe obſerver à cet égard, c'eſt de ſe regler ſur la capacité de ſon Eſtomac qu'il ne faut jamais violenter; & de partager en trois portions à peu prés égales la quantité qui ſera jugée neceſſaire, pour la prendre en trois tems, à demi heure d'intervalle : on peut etablir en general que les perſonnes délicates en ont ordinairement aſſez de 5 ou 6 livres ; & que les plus robuſtes peuvent en prendre juſqu'à 9. ou 10. On doit regler ſur les meſmes principes & avec la même diſcretion le tems qu'on doit les continuer, auſſi bien que le nombre des Bains, & la durée d'un chacun.

XXXXIV.

Le matin eſt le tems le plus convenable pour l'uſage des Eaux & celui des Bains, quoiqu'on puiſſe renvoyer ceux-ci au ſoir ſi la commodité l'exige, pourvû qu'on ait l'attention de n'y entrer qu'après que la digeſtion du dîner ſera parfaite. La Saiſon la plus oportune eſt ſans doute le Printemps & l'Automne; on peut neanmoins uſer de ces Remedes pendant l'Eté, ſi l'on en excepte ſeulement les jours les plus chauds ; & ſi les accidens ſont preſſans, & que le retardement ſoit dangereux, il n'eſt point de tems dans l'année où l'on ne puiſſe en attendre de bons effets.

XXXXV.

On recommande l'exercice à ceux qui prenent les Eaux ; il est effectivement utile pourvû qu'il soit moderé, & pris seulement aprés que les Eaux auront passé : car pendant leur operation, il convient de se tenir en repos ou de promener tout au plus de tems en tems ; déhors, si le temps est doux & serein ; ou dans sa Chambre, s'il est froid ou humide. Car comme ces Eaux excitent la transpiration & ouvrent les Pores de la Peau, il faut soigneusement éviter tout ce qui pourroit intercepter cette évacuation. Cette recommandation est sur-tout necessaire à ceux qui prenent les Bains ; parce que les erreurs qu'on pourroit commettre à cet égard, dans ces occasions, seroient d'autant plus considerables, que toutes les évacuations se font ici par la Peau.

XXXXVI.

Les personnes qui prenent les Eaux ou les Bains doivent encore éviter avec soin les passions violentes les soins trop serieux, les meditations trop profondes, les jeux trop interessés, & généralement tout ce qui peut troubler la tranquilité d'Esprit, la gaïeté & l'enjoüement, qu'on doit se procurer par toutes sortes de moiens. Les Alimens doivent être choisis ; on doit sur-tout bannir des repas les mets trop assaisonnés & chargés d'épiceries, le salé, le laitage, les vins trop puissans & les ligueurs ardentes ; le matin, aprés l'operation des Eaux ou du Bain, on peut prendre un bouillon, ou l'équivalent: on doit faire un bon repas à midy, pourvû qu'il n'y ait pas des raisons particulieres qui s'y opposent ; mais on doit toûjours souper

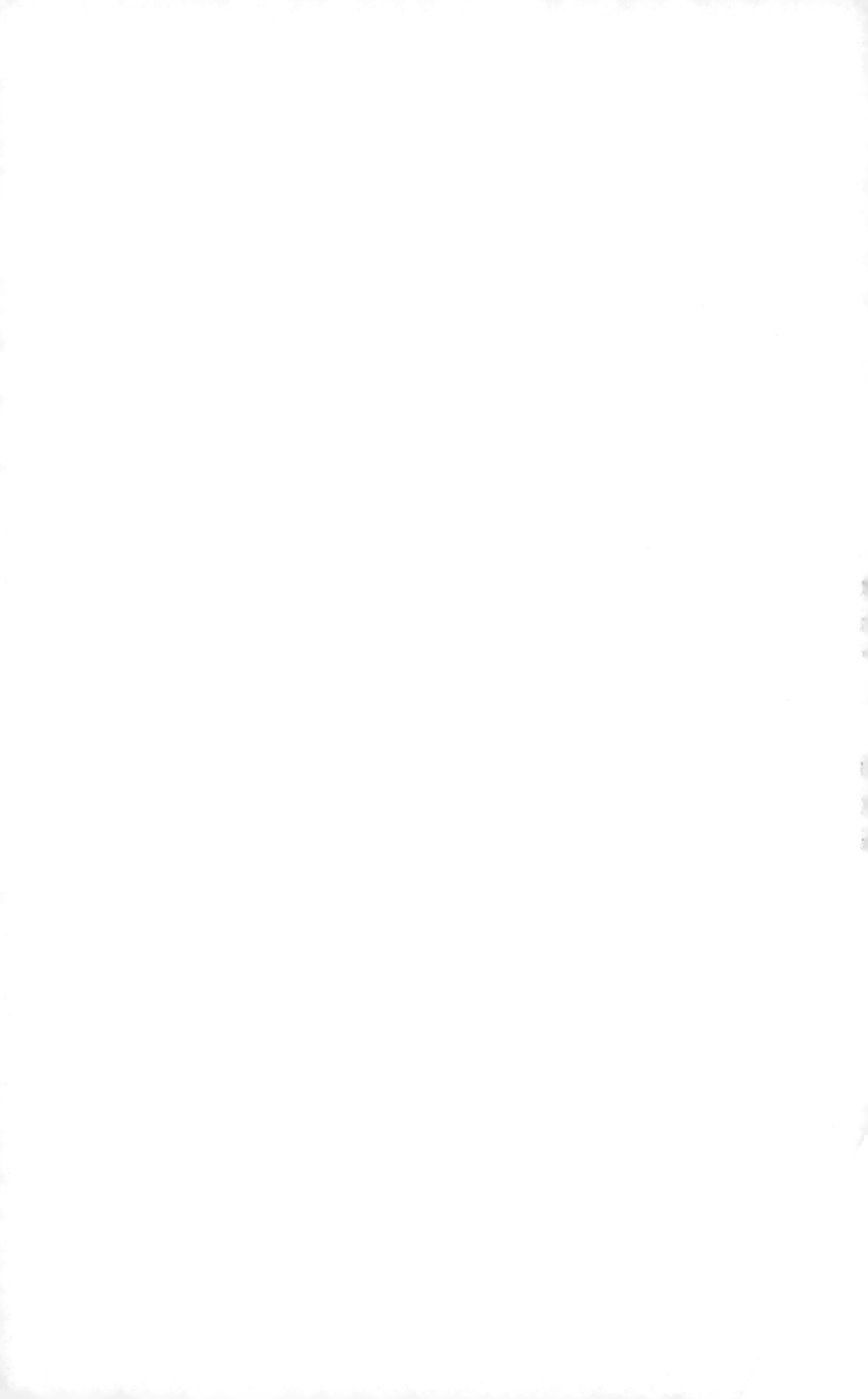

www.ingramcontent.com/pod-product-compliance
Ingram Content Group UK Ltd.
eld, Milton Keynes, MK11 3LW, UK
021945260726
JKWH00004B/1540